SUR LES

# INJECTIONS MERCURIELLES

PAR

LE D[r] JULLIEN
Chirurgien de Saint-Lazare

PARIS
IMPRIMERIE A. DAVY
52, rue Madame.

1894

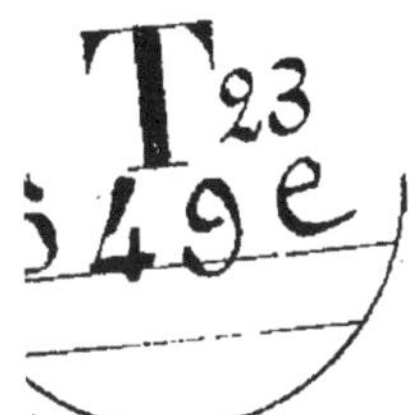

SUR LES

# INJECTIONS MERCURIELLES

SUR LES

# INJECTIONS MERCURIELLES



PAR

LE Dr JULLIEN
Chirurgien de Saint-Lazare

PARIS
IMPRIMERIE A. DAVY
52, rue Madame.

1894

SUR LES

# INJECTIONS MERCURIELLES

En abordant la discussion du traitement de la syphilis, je pense qu'aucun de nous ne peut avoir la prétention de révéler une panacée, ou de prôner un remède à l'exclusion de tout autre, et, par une conséquence logique, j'ajouterai, d'en répudier aucun. La syphilis est protée, vouloir la soumettre à un traitement unique, c'est la méconnaître, c'est méconnaître cette étonnante versatilité qui, suivant la graine, le terrain, les ambiances, va de l'imprégnation fugace à la cachexie irrémédiable.

Par les conquêtes de la chimie, par les progrès de l'hypodermie, notre arsenal thérapeutique naguère encore très limité, s'est prodigieusement enrichi de nos jours et d'incontestables résultats ont été obtenus. Cependant les injections de composés mercuriels acceptées avec faveur à l'étranger rencontrent une défiance grandissante auprès des syphiligraphes français. Je viens les défendre aujourd'hui, montrer pourquoi les ayant essayées, je leur reste fidèle, sans leur sacrifier aucun de nos moyens classiques, estimant que l'on n'est jamais trop armé dans le long combat contre la syphilis.

En 1889 faisant part au Congrès de dermatologie de mes observations sur *la dilatation de l'estomac dans ses rapports avec la syphilis et son traitement*, je démontrai que la dyspepsie s'observe avec une grande fréquence dans le cours de la syphilis, et, ajoutai-je, il y a lieu de supposer que le traitement spécifique tel qu'il est le plus généralement institué, n'est point étranger à son développement. Je fis voir les liens qui rattachaient l'état de la muqueuse gastrique aux lésions de structure du foie, cirrhose commençante ou précirrhose de Glénard, susceptible de constituer, à côté de la neurasthénie gastrique, une véritable neurasthénie hépatique, variétés éventuelles de la neurasthésie syphilitique sur laquelle M. le prof. Fournier devait, quelques années plus tard, appeler l'attention.

Mon interprétation que vérifiait la clinique était en outre d'accord avec les résultats expérimentaux annoncés jadis par

Liebreich (1) dénonçant l'action du sublimé sur la muqueuse digestive comme susceptible d'entraîner, à la faveur de l'hyperémie et des hémorrhagies, la pullulation des micro-organismes qui existent normalement dans l'intestin, et consécutivement des ulcérations et des nécroses. Dès lors il paraissait logique de soustraire, dans la mesure du possible, le tube digestif à cette dangereuse action du corrosif, et la méthode hypodermique se présentait avec cette supériorité, sur laquelle a bien insisté Cesena (2) en 1890 d'exercer ses effets en dehors et dans la zone la plus éloignée de ce tégument gastro-entérique si menacé, et d'une si importante préservation.

Deux années plus tard, au Congrès de Vienne, Houlky-Bey, pour expliquer l'action curative plus rapide des sels injectés faisait remarquer que l'absorption cutanée les jetait immédiatement dans le torrent sanguin, tandis que confiés à l'intestin il leur faut pénétrer dans les petite et grande mésaraïques et traverser la veine porte pour arriver au foie dont la fonction

(1) Voir *Annales de dermatologie*, 1889, p. 1024.

(2) Cesena Davide sul metodo di comportarsi di alcuni rimed-mercur. nella Sif. *Giorn. ital. d. m. v.*, 1890, p. 156.

est de retenir la plupart des métaux. J'ajouterai, pour compléter la démonstration du médecin de Constantinople, que la plus grande partie est encore entraînée vers l'anus, échappant ainsi à toute absorption. Cette constatation est de la plus haute importance; le mercure prépare les altérations du foie, et en même temps le foie atténue l'action du mercure. La méthode hypodermique pare donc ici à un double inconvénient lié aux préparations pilulaires et se présente avec l'indiscutable garantie de la préservation viscérale assurée et de l'efficacité accrue.

Telles sont les données de la théorie. Abordons maintenant la pratique, en instruisant tout d'abord la question prépondérante, en somme de la valeur curative des injections.

A. C'est un fait d'observation que dans nombre de cas, la thérapeutique classique reste désarmée, les malades se lassent des pilules inactives, des frictions qui n'influencent que l'état de leurs gencives, les accidents se multiplient ou restent stationnaires. Telles papules se couvrent de squames, s'infiltrent de sécrétions pyoïdes et se couronnent de croûtes; ou bien ce sont des ulcérations serpigineuses désespérantes, quand il ne s'agit pas de destructions et de mutilations. Quel est le syphiligraphe que de tels cas n'ont pas découragé ?

Quel est le thérapeute qui n'a pas reconnu parfois qu'il ne pouvait plus rien, et regretté de n'avoir pas à sa disposition des moyens plus énergiques ! Et après une cure qu'il croyait parfois excessive, quel est celui qui, faisant l'analyse des urines, n'a pas éprouvé souvent l'étonnement de n'y point déceler de mercure? Pour moi, je déclare que le fait m'est arrivé, et que parfois, en face de sujets à nutrition irrégulière, des obèses surtout, cette réflexion m'est venue que le mercure qu'ils ingéraient, ils le rendaient sans en retenir un atome. Hé bien, ces sujets-là sont essentiellement tributaires de la thérapeutique extérieure, cutanée, par les frictions, dont je n'ai pas à m'occuper ici, ou sous-cutanées par les injections. Ces moyens de mercurisation certaine, que chacun a désirés, nous les avons par les injections qui trouvent ici leur triomphe. Les timorés préféreront les sels solubles injectés quotidiennement et verront petit à petit les accidents s'amender, mais quel changement de tableau s'ils s'enhardissaient jusqu'aux injections de Scarenzio ! Je pourrais citer ici beaucoup de cas où j'ai été témoin de rapides transformations en face de graves et profondes lésions, arrêtées tout d'un coup et jugulées. Je pourrais parler d'un de ces cas heureusement rares aujourd'hui de syphilides papuleuses hypertrophiques et ulcéreuses, généralisées sur tout le tégument chez un alcoolique avéré, véritable syphilis du moyen âge, contre laquelle plus d'un de nos collègues ont lutté sans succès durable et que 5 injections de calomel ont déjà modifié à un degré que le malade ne connaissait pas depuis son infection. Tel fut aussi le résultat que j'ai obtenu chez un quadragénaire que désolait un phagédénisme de la région pectorale. Un des représentants les plus éminents de la vieille thérapeutique le traitait depuis plusieurs années quand il me fut amené par son médecin, et certes, jamais cure n'avait été plus savante ni mieux entendue. Malheureusement elle ne réussissait pas, et c'est au calomel que resta définitivement la victoire.

Chez une dame qui me fut adressée en désespoir de cause par un chirurgien de mes amis, une seule injection balaya tout, gommes naissantes et gomme ulcérées éparses sur les mains, les avant-bras et les jambes ; je dis une seule injection, et c'est, en effet, ce que l'on voit quelquefois toutes les manifestations s'esquivent, la maladie semble terrassée, et si plus tard, elle se laisse apercevoir, il ne s'agit plus que de quelques escarmouches en lesquelles toutes les thérapeutiques triomphent aisément.

Je sais bien ce que les tenants des pilules vont me répondre, leurs succès seraient plus assurés, si les malades exécutaient fidèlement leurs ordonnances, mais n'est-ce pas déjà un avantage que de soustraire la médication au caprice et à la supercherie ? Combien de fois dans les hôpitaux n'apprenons-nous pas, par les confidences d'une fille de service ou d'une voisine que les dictames dont nous épiions les effets, ont pris le chemin de la fenêtre ou plus prosaïquement des cabinets d'aisance ? En ville, il en est plus d'une fois de même. Mais ces cas acceptés et mis à part, il demeure certain que le traitement par les *ingesta* reste souvent impuissant en telles occurences où les injections guérissent. Les plus ardents détracteurs des injections massives m'accorderont au moins qu'elles sont indiquées dans le traitement des syphilopathies incurables, ou si l'on préfère, inguéries par d'autres moyens.

B. Je trouve une seconde indication dans la nécessité d'agir promptement, et je n'en connais pas de plus impérieuse que l'obligation où nous met parfois l'urgence d'une détermination opératoire. J'ai exposé ma manière de voir à ce sujet au *Congrès de chirurgie* de 1892 (1) dans un mémoire que je terminais par les conclusions suivantes. « Le diagnostic thérapeutique de la syphilis est clairement décidé en huit jours par l'injection de calomel ; en cas d'insuccès, ce mode de traitement n'implique aucun obstacle à l'opération chirurgicale nécessaire, et n'aggrave en rien ses suites. » J'apportais à l'appui de cette thèse nombre d'observations qu'il serait oiseux de reproduire ; je préfère montrer à quel point les décisions de la clinique ont été corroborées par les investigations de la chimie biologique. Linden (2), auquel nous devons un travail remarquable sur les conditions de l'absorption et de l'élimination du mercure, a constaté la réaction hydrargyrique de l'urine au bout de deux heures à deux heures et demie, après une injection de 10 centigrammes. Or, dans une série de

---

(1) Jullien. — Du diagnostic rapide de la syphilis dans la détermination des indications opératoires. Congrès de chir., 1892.

(2) Linden. Voir *Annales de Dermatologie*, 1892, 761 et 1893, 681.

frictions, l'examen de l'urine n'est positif qu'après une ou deux semaines, et si le traitement interne permet d'obtenir le même résultat vers le cinquième ou sixième jour, c'est en proportions notablement plus faibles. Pour la rapidité, la suprématie revient donc, sans conteste, aux injections, dont l'action s'exerce d'une façon à la fois si directe et si précise, que très souvent elle s'accuse dans les vingt-quatre heures par une sorte de fluxion élective du côté des points malades. Il y a là un effet comparable à celui qu'exerce la tuberculine sur les lésions bacillaires qu'elle doit modifier. Un tel avantage n'est point à dédaigner pour le cancéreux dont les jours sont comptés si l'intervention est précoce, et condamnés si elle se fait attendre.

C. On ne contestera pas, je pense, l'intensité de la mercurisation par l'injection de calomel. C'est un argument que l'on invoque journellement contre ce moyen ; mais encore n'est-il point inutile d'en faire ressortir les avantages. Heilmann (1) qui a étudié sur 853 malades soumis à des thé-

(1) Heilmann. — De la durée du traitement de la syphilis, in *Journal des mal. cut. et syph.*, 1891, p. 569.

rapeutiques variées la durée du traitement en face de lésions très moyennement uniformes, est arrivé aux résultats suivants : avec les injections Scarenzio-Smirnoff, quarante-six jours furent nécessaires, avec les frictions, cinquante et un jours, et avec le traitement interne cinquante-six jours. Si nous mettons dix jours de moins à obtenir les mêmes effets, ne sommes-nous pas en droit de conclure que nos moyens sont mathématiquement supérieurs ? Mais il importe d'insister sur un autre genre de démonstration, et j'entends apporter ici les conclusions que j'ai naguère émises à propos du traitement spécifique à la période chancreuse. Que vaut le traitement interne, que valent même les frictions pour briser le cycle d'une syphilis débutante. Diday nous l'a dit jadis, et d'autres l'ont répété depuis avec des variantes de tant pis ou de tant mieux. Mais, en somme, pour aboutir invariablement à ceci : les accidents sont amoindris et ils viennent un peu plus tard, mais ils viennent. Le spécifique n'est pas inactif, mais on ne peut pas lui demander l'impossible. Eh bien, cet impossible, cette atténuation allant presque jusqu'à l'extinction de la vérole, je crois que nous pouvons le demander au calomel, j'ai la profonde conviction de l'avoir obtenue dans plusieurs cas, et la très ferme espérance de la réaliser plus complètement encore en systématisant et en codifiant les pratiques qui m'ont conduit à la rechercher.

L'idéal tentateur, soigner la vérole pendant six mois, mettons dix mois, sans en voir autre chose après la primitive manifestation que d'insignifiants secondaires, et faire son malade quitte avec le minimum de mercure, cet idéal serait aujourd'hui à notre portée, puisque moins d'un gramme de calomel donné à temps, bouleverse l'infection quand il ne l'anéantit pas. A Rome, où j'ai exposé ces résultats, en présence du trop modeste Scarenzio, auquel en revient tout le mérite, j'ai eu le plaisir de me rencontrer sur ce terrain avec Mannino (de Palerme), qui, de son côté, et sans connaître mes tentatives (1), est arrivé à des observations identiques. Plus de 30 faits lui en ont apporté l'absolue démonstration, et je crois sur ce point me rencontrer aussi avec notre distingué collègue, le Dr Navarre, qui, dans une publication fort intéressante, avait formulé plus que des espérances, et dont la pra-

(1) Jullien. Des effets du traitement mercuriel intense et précoce sur l'évolution de la syphilis. Congrès de Rome, 1894.

tique doit s'être enrichie aujourd'hui de plus formelles réalisations.

Que conclure de ces faits, sinon que la méthode hypodermique réussissant à écraser ce que le traitement interne ne faisait qu'atténuer. la première l'emporte, aussi bien par la puissance que par la rapidité et la précision de sa vertu.

Examinons maintenant la valeur des objections fondamentales élevées contre la méthode hypodermique. Quand, il y a trente ans, Lewin, Liégeois, quand, plus tard, Martineau préconisèrent l'introduction des sels solubles par la seringue de Pravaz, il n'y eut qu'une voix pour protester contre les exigences d'un procédé qui voulait l'intervention quotidienne du médecin, et il faut avouer que ce reproche, sans être fondamental, n'était pas sans valeur. La découverte des injections massives d'huile grise, d'oxyde jaune, de calomel, de salicylate, de benzoate, nous a affranchis de cet inconvénient, mais sans abattre l'ardeur des opposants qui maintenant crient à l'abcès, à l'accumulation et à l'intoxication, etc. Passons en revue ces méfaits.

L'abcès était la règle autrefois, et l'on n'était pas éloigné de penser qu'il jouait un certain rôle révulsif dans l'effet curatif, mais depuis que Smirnoff a institué l'antisepsie de la méthode, la suppuration a presque disparu. En me servant de substances stérilisées et particulièrement purifiées, en faisant bouillir seringue et canule, en procédant à une absolue désinfection de la peau, je me mets aussi complètement que possible à l'abri de cet inconvénient, qui ne persiste plus qu'à l'état tout à fait exceptionnel. Encore faut-il distinguer. On peut observer des gonflements, des ramollissements du foyer, ou même la perforation cutanée, et cela en pleine asepsie. Il s'écoule un liquide sanguinolent noirâtre exempt de microbes pyogènes. Chose curieuse, certains sujets y sont prédisposés, et malgré toutes les précautions, ont des tissus qui ne peuvent tolérer le composé pulvérulent sans réaction exagérée.

Cela ne les décourage pas d'ailleurs d'y recourir, puisque je sais une dame revenue des Etats-Unis dans le seul but de me demander une injection de calomel, malgré la certitude de ce qu'elle appelle un furoncle. J'ai dit que ces suppurations étaient aseptiques. Mazza (1) qui a voulu

(1) Mazza. Les injections sous-cutanées de calomel, Jullien.

se rendre compte de ces faits bizarres a injecté à des chiens un mélange contenant des staphylocoques en activité, du calomel et de la glycérine, et dans tous les cas il obtint une formation de pus, sans cependant pouvoir démontrer la présence de microorganismes, soit par l'examen microscopique, soit par des essais de culture. L'auteur attribue au calomel lui-même ou au bichlorure formé en présence du chlorure de sodium un effet irritatif, mais une telle interprétation me semble inacceptable car ces phénomènes de chimie interstitielle sont invariables, et le ramollissement inflammatoire du foyer est une véritable rareté, à ce point que nombre de praticiens ne l'ont jamais vu. Mais quoi qu'il en soit ce facteur est quantité absolument négligeable, et cette opinion m'était exprimée récemment par un malade qui n'avait pu vaincre la timidité de son médecin, et qui eût volontiers acheté sa guérison au prix de quelques abcès. Il n'en fut rien cependant et le calomel lui fut clément à tous égards.

Je ne veux point omettre une éventua-

---

recherches anatomiques et expérimentales comme contingent à l'étiologie de la suppuration. Voir *Revue des Sc. Méd.* tome XXXVIII, p. 228.

lité de suppuration que j'ai vu se produire une fois; trois semaines après l'injection aseptique à la hanche de 10 centigrammes de calomel, une de mes malades souffrit accidentellement d'une lymphangite du membre supérieur, avec une fièvre de 40°. Sous cette influence le dépôt calomélique joua le rôle de *locus minoris resistentiæ* et suppura d'une façon aiguë, nécessitant l'incision et les lavages habituels, c'est le seul cas où j'aie jamais dû inciser le foyer d'une injection.

Le sel injecté, dit-on, se conserve et peut donner lieu à des phénomènes de dangereuse accumulation. Il se conserve quelquefois, cela est vrai, et l'on peut dire qu'il est toujours possible de s'en assurer en palpant la hanche du malade. De Michele (1) a déterminé par l'expérimentation la nature des processus locaux qui succèdent aux injections de calomel, et voici ce que l'examen par la chimie et le microscope lui a permis de constater. La durée normale d'un foyer calomélique injecté aux animaux est de trente jours, si l'on veut attendre la complète disparition de l'inodule, mais en réa-

(1) De Michele. Meccanismo di azione delle iniezioni si calomelano, *Giorn. ital. d. m. v.* 1892, p. 5.

lité quinze jours suffisent à l'absorption du calomel dans les conditions ordinaires. L'auteur a extirpé des nodules et observé parmi des amas de leucocytes des grains de calomel et un suc donnant la réaction du sublimé, ce qui justifie de point en point les théories jadis proposées par Scarenzio et trop légèrement abandonnées depuis. Au bout de quatorze à quinze jours chez le lapin, il n'y a plus trace de calomel mais on trouve encore la réaction du sublimé; au trente-troisième jour un petit nodule cicatriciel se constitue et c'est une trace longtemps persistante. Il est permis de supposer que les choses ne se passent pas toujours ainsi, même chez les animaux. Le lapin m'a fourni un foyer à réaction mercurielle au bout de dix-huit mois, et chez nos malades bien des conditions influent pour la constitution d'un réservoir sensible et tangible qui semble rester en dehors de la circulation, car le mercure cesse de paraître dans les urines. Cette manière de voir est confirmée par un fait très curieux de Frolow (1), qui trois ans et demi après l'injection d'un sel qui n'a pu être déterminé, constata chez un de ses

(1) Frolow. In *journal des maladies cutanées et syphilitiques*, 1892, p. 272.

malades, des nodules suintants et dans ce suintement reconnut du mercure; or l'urine n'en contenait pas trace. Il est donc vrai que le mercure peut persister assez longtemps dans les muscles ou le tissu cellulaire, emprisonné par une enveloppe fibreuse qui semble s'opposer à son absorption. Il faut être prévenu de ce fait et modérer tout de même les doses quand l'on reconnaît la présence de ces poches, bien que, je le répète, elles ne soient plus soumises à des phénomènes réguliers d'absorption, circonstance indispensable pour la genèse des phénomènes accumulatifs. Il faut en être prévenu aussi en raison de cette circonstance que, par la brusque rupture de la poche d'isolement, le contenu du réservoir peut être soudainement livré à la résorption et constituer un danger. Le fait d'Augagneur est trop connu de tous pour que je le reproduise ici, j'y joindrai celui de Massini (1) qui, un mois après la fin du traitement par l'huile grise a vu survenir chez un de ses malades une stomatite à l'occasion d'efforts corporels violents. Mais le même auteur ajoute que ce séjour prolongé du mercure dans l'économie est

---

(1) Massini. Discussion à la Société Méd. de Bâle *Rev. des Sc. Méd.* tome XLIII, p. 614.

précisément une sérieuse garantie contre les récidives. J'ai déjà exprimé la même opinion ailleurs; en face des citadelles inconnues où se conservent les germes du mal, la thérapeutique établit ses réserves. Faut-il le déplorer? Non car si jamais un danger en surgissait, un chirurgien n'en serait pas longtemps embarrassé, Augagneur nous a tracé la ligne de conduite. Mais c'est là un point que nous examinerons plus loin.

J'arrive au grief le plus retentissant et le plus déplorable, les intoxications. Les cas de morts sont nombreux. Runeberg (1), Smirnoff (2), Krauss (3), Klein (4), Immermann (5), en ont rapporté de tristes exemples dus au calomel, à l'oxyde jaune, à l'huile grise. Mais, à les bien considérer, pas un de ces cas ne résiste à un scrupuleux examen. Smirnoff reconnaît que le pharmacien s'est trompé en faisant ses paquets, d'autres injectent l'huile grise à pleine seringue ou en renouvellent imprudemment l'administration; l'état des reins a été négligé par beaucoup. Enfin,

---

(1) et (2) Voir *Annales de dermat.*, 1892, p. 678
(3) Id., 1889, p. 1025.
(4) et (5) *Revue des Sc. méd.*, t. XLIII p. 613 et 614.

il faut bien compter avec certaines idiosyncrasies, et faut-il rappeler ici les cas dans lesquels une simple friction pour tuer des morpions a entraîné la mort, on en trouverait plus d'un dans la littérature médicale. Mais je ne veux point là nier ou ergoter et je reconnais franchement que ces méthodes exigent une attention particulière et de méticuleuses précautions. Pour moi, sur le si grand nombre d'injections que j'ai pratiquées, une seule fois j'éprouvai une réelle inquiétude, c'était chez une femme de mon service de Saint-Lazare, atteinte de syphilis récente et hystéro-épileptique. Elle présenta un ensemble de symptômes très sérieux avec somnolence, en même temps que la bouche se couvrait d'ulcérations, mais tout se dissipa en cinq ou six jours. J'ai vu deux fois une diarrhée persistante, une fois à la suite du thymolo-acétate et l'autre après 10 centigrammres de calomel. Je reste frappé de la rareté des gingivites qui ne sont certes pas plus fréquentes qu'après le protoiodure. Je ne parle que pour mémoire des sensations vertigineuses, du mal de tête, de la gêne thoracique que signale souvent le malade. Ce sont là de bien petits inconvénients, eu égard au grand bien qu'il peut retirer du remède, et pour peu qu'on l'en ait prévenu, il ne s'en plaint guère. C'est dire que je ne me suis jamais trouvé en présence des infarctus emboliques observés par Odmansson (1) et Lesser (2), ni des colites nécrosiques à exsudat sanguinolent. Il est vrai que j'ai soigneusement évité d'employer la paraffine qui par la rapidité de sa diffusion, accélère l'absorption et favorise l'entrée dans les veines pour les produits pulvérulents. Quant aux accidents tardifs qui, dans les récits d'outre-Rhin, tiennent une telle place de gravité, voici ce que j'en connais : deux de mes malades, dont l'observation est rapportée en détail dans la récente thèse de Moulin sur la gingivite tardive, souffrirent d'un réel et intense flux buccal quelques semaines dans un cas, et plusieurs mois, cinq, dans un autre, après l'injection de calomel. Les symptômes se bornèrent là et furent vite enrayés, mais, ce que je tiens à faire remarquer, c'est que chez ce dernier la stomatite coïncida avec une tuméfaction accompagnée de sensibilité survenue dans un vieux foyer fessier. Peut-être ce malade avait-il inconsciemment

---

(1) *Revue des Sc. méd*, t. XXXIX, p. 218.
(2) *Annales de dermatologie*, 1889, p. 1022.

subi quelque traumatisme en cette région.

Au surplus, et pour tirer une conclusion de ces faits, il serait puéril de contester la possibilité des hydrargyries graves, mais la conduite du médecin est alors impérieusement tracée. Il faut d'urgence, si l'alarme est pressante, inciser le foyer et le nettoyer à la curette. Ainsi a fait Augagneur, ainsi ont fait Vogeler, (1) Runeberg (2) Lesser (3). Vogeler a sauvé un malade en ouvrant un foyer calomélique de soixante-dix jours; Lesser ouvrit de même une vaste poche deltoïdienne. Dans tous ces cas, les phénomènes graves s'arrêtèrent, le soulagement se produisit en quelques heures et les malades guérirent. Nous pouvons donc soutenir nos efforts par cette pensée, que si notre prudence est mise en défaut, si notre dessein de rester dans la juste mesure est trahi, le remède est facile et il est souverain.

Nous persévérerons donc dans cette voie, nous continuerons à tenir les découvertes de Scarenzio et de Lang pour conquêtes bienfaisantes, et nous continuerons à demander aux injections la guérison de nos incurables, la délivrance des pseudo-can-

---

(1), (2) et (3) *Annales de dermatologie*, 1891, p. 267.

céreux, et la forte imprégnation qui conduit à l'abortion un nombre de moins en moins restreint de privilégiés. Mais notre devoir est de redoubler de vigilance pour éloigner toute catastrophe, et d'exiger pour être admis à l'injection une santé viscérale de premier ordre.

Nous avons pour habitude de scruter d'abord les urines et d'éloigner tous ceux qui ont autre chose que des traces d'albumine. Au-dessus de 10 centigrammes le refus doit être sans appel.

Au même titre le foie qui sert d'émonctoire au mercure en secrétant une bile chargée de ce produit devra faire l'objet d'un examen très approfondi. Je n'ai pas à m'étendre sur les signes qui permettent de constater l'insuffisance hépatique, et que le chirurgien connaît bien maintenant que cet organe est son domaine, mais je les tiens pour tellement importants, qu'en cas de doute je me réfugierais immédiatement dans l'abstention.

Nous éliminerons également les suppurants, puisque s'ils sont sous le coup d'une souillure septique, parce que nous avons vu que les pyogènes peuvent se porter dans les tissus où le sel est déposé.

Enfin nous éliminerons tous les faibles, à moins que cette faiblesse même ne dérive du mal que nous devons combattre et que l'injection se présente comme l'ultime ressource.

La question des doses mérite également une révision, et je crois être en mesure aujourd'hui de préciser ce désidératum que je formulaï récemment dans les termes suivants : Si chez les sujets de résistance et d'embonpoint ordinaires, 10 centigrammes de calomel sont bien supportés, il paraîtra sage d'abaisser cette dose chez les chétifs ou les individus de petite taille et de s'en tenir à 8, 6, 5 centigrammes. » En prenant le poids du malade pour criterium, et en partant de ces deux points bien assurés, que 5 centigrammes chez les individus de petite taille et 10 chez les plus favorisés, sont des doses qui ont fait leurs preuves d'innocuité, il me semble que l'on pourrait établir comme suit l'échelle raisonnée des coefficients d'après le poids du corps : à un sujet de 50 kilogrammes on administrera 5 centigrammes ; de 60 kilogrammes, 6 centigrammes ; de 70 kilogrammes, 7 centigrammes ; à 80 kilogrammes je n'hésiterais pas à donner 10 centigrammes, et je m'attacherais à graduer les doses de 7 à 10 centigrammes pour les malades entre 70 et 80 kilogrammes, en tenant compte de leurs résistances individuelles.

Après l'injection, il faut aujourd'hui plus fermement que jamais, exiger le repos, afin de laisser se former la zone tutélaire de condensation. L'importance de cette précaution est mise en relief par trop d'exemples saisissants pour que nous puissions sur ce point pactiser avec les insoumis.

De même il faudra chercher le point le plus éloigné des pressions, des heurts, éviter le frottement d'un bandage, soustraire le foyer à l'action meurtrissante des ceintures et autres vêtements serrés. A ce point de vue, la place pourra varier, mais à mon avis toujours dans la même zone, excepté dans le cas d'accident primitif, où il est sage de se rapprocher le plus possible du syphilôme. C'est pour cela que j'ai recommandé les fosses sus et sous-épineuses, les préférant au deltoide choisi par Lesser. Vogeler a préconisé comme lieu d'élection, la fosse ischio-rectale, mais je ne l'ai pas essayée et ne l'essayerai point ayant autant de peur d'une suppuration du creux ischio-rectal, que j'ai de quiétude en face d'une tuméfaction ramollie sur la face externe de l'os iliaque.

Telles sont les prudences exigées aujourd'hui; grâce à ces amendements apportés à notre pratique, j'ai pleine confiance dans la continuation des séries heureuses et la disparition des accidents qui seraient doublement à regretter s'ils devaient nous arrêter dans notre voie d'indéniable progrès.

Paris. — Typ. A. DAVY, 52, rue Madame. — Téléphone.

www.ingramcontent.com/pod-product-compliance
Ingram Content Group UK Ltd.
Pitfield, Milton Keynes, MK11 3LW, UK
UKHW020448220726
13923UKWH00005B/2400

9 782019 276737